## APPLICATION DU GALVANISME.

# GUÉRISON

### DES

# MALADIES RHUMATISMALES

### ET

## NERVEUSES CHRONIQUES,

### Par M. Henri BLANC,

*Docteur-Médecin de la Faculté de Paris,*
*Inventeur de plusieurs instruments Médico-Galvaniques.*

NIMES,

IMPRIMERIE CLAVEL-BALLIVET, PLACE DU MARCHÉ, 8.

1861.

# GUÉRISON

## DES MALADIES RHUMATISMALES

ET

## NERVEUSES CHRONIQUES,

Par M. Henri BLANC,

*Docteur-Médecin de la Faculté de Paris,
Inventeur de plusieurs instruments Médico-Galvaniques.*

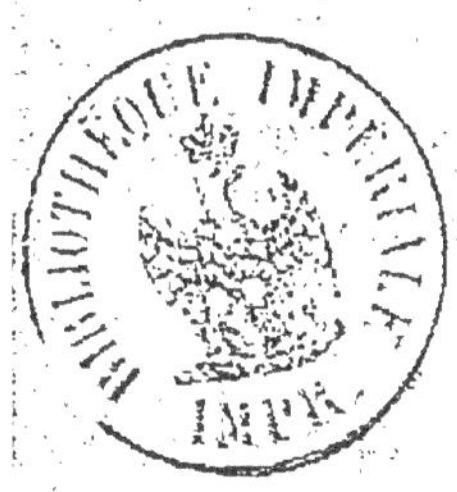

Dans la marche suivie par la science pour déterminer la nature de l'influence nerveuse, le premier pas devait avoir évidemment pour objet de constater le rôle du fluide nerveux dans l'économie animale.

Les fonctions générales du fluide nerveux (indépendamment de la transmission des perceptions sensitives) ainsi définies, on s'est trouvé préparé à rechercher s'il existe dans la nature quelque *autre puissance* apte à exercer les mêmes actions, en la supposant appelée à opérer dans des circonstances semblables, c'est-à-dire étant appliquée de la même manière et aux mêmes parties, en tant que le principe vital subsiste dans son intégrité.

1861

Or, le galvanisme est précisément cette puissance à laquelle l'expérimentation a invariablement reconnu la propriété de remplir exactement, à la place de l'influence nerveuse suspendue ou supprimée, toutes les fonctions dont nous avons fait l'énumération. En un mot, l'ensemble des faits relatifs au fluide nerveux a mis hors de doute l'analogie de nature entre cette puissance et le fluide galvanique; et, quelle que soit l'explication donnée à ce phénomène, c'est un fait constant que le galvanisme supplée si complètement à l'action du fluide nerveux, que, sous l'influence de l'un ou de l'autre, les fonctions organiques s'opèrent avec une égale perfection.

Les faits que nous venons de citer sont acquis à la science moderne par la consécration que leur a donnée la société royale de Londres en une suite de rapports et d'expériences publiés dans le recueil de ses Mémoires ainsi que par les travaux confirmatifs de l'Académie impériale de médecine de Paris, et l'accord unanime des plus savants médecins et physiologistes contemporains.

## Perfectionnement du Galvano-médical.

Depuis Galvani, de nombreux essais ont été faits; quantité d'instruments ont été inventés pour modifier la puissance galvanique employée comme moyen curatif. Ces instruments offraient tous plus ou moins de difficultés et d'inconvénients dans leur application médicale; à force d'études et de travail, et secondé par une aptitude naturelle pour le mécanisme, le docteur H. BLANC est parvenu à modifier les appareils en usage, et en construire de nouveaux de ses propres mains. Modifier ces appareils de manière à pouvoir en limiter la puissance selon les convenances de chaque tempéramment et partie affectée; les simplifier au point d'en rendre l'emploi facile aux personnes les moins instruites, et en même temps réduire énor-

mément les prix , beaucoup trop élevés pour un grand nombre
de bourses , telle a été l'idée-mère de ses recherches de plusieurs années , recherches qu'il a eu la satisfaction de voir
couronnées d'un plein succès.

## Propriétés du Galvano-médical.

La découverte du Galvano-médical a été
pour la science le but recherché par elle
depuis si longtemps. Il rend possible l'application du galvanisme sur un organe
distinct ou une partie quelconque du corps

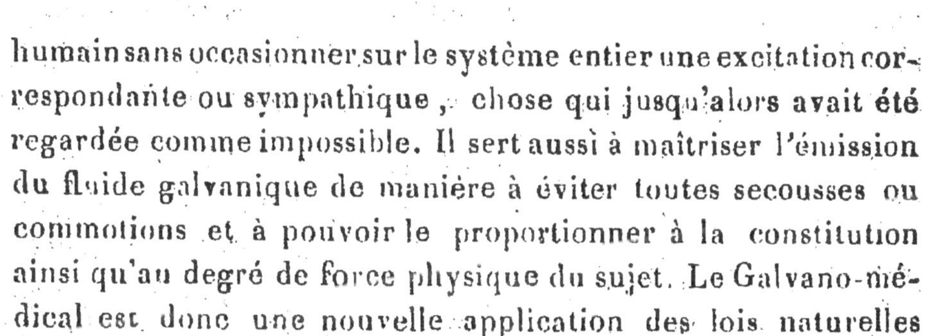

humain sans occasionner sur le système entier une excitation correspondante ou sympathique , chose qui jusqu'alors avait été
regardée comme impossible. Il sert aussi à maîtriser l'émission
du fluide galvanique de manière à éviter toutes secousses ou
commotions et à pouvoir le proportionner à la constitution
ainsi qu'au degré de force physique du sujet. Le Galvano-médical est donc une nouvelle application des lois naturelles
connues, par lequel on obtient , sur l'organisme humain , des
effets aussi extraordinaires que faciles à démontrer.

Sous l'influence douce , mais continue , qu'exerce l'instrument lorsqu'il est appliqué sur le corps, nombre de maladies
chroniques invétérées qui proviennent de la suppression des
fonctions , des désordres et de l'anémie du système nerveux
(telles que les rhumatismes chroniques , les névralgies , la pa-

ralysie, etc. etc.), disparaissent graduellement, mais souvent avec une vitesse incroyable.

Pendant le peu de temps écoulé depuis cette découverte, les nombreuses expériences et réussites dans les hôpitaux, les lettres de remercîments adressées de toutes parts, assurent le succès aux personnes qui feront usage de ce moyen, aussi simple que doux, car le Galvano-médical ne produit aucune autre sensation qu'un picotement léger et un frémissement accidentel, son efficacité extraordinaire étant due plutôt à la continuité qu'à la violence de son action. Il produit un courant électrique qui circule d'un pôle à l'autre, par chaque partie du corps interposée entre le courant qui agit sur les nerfs, les humeurs, enfin modifie toute la vitalité de la partie qu'il traverse, sans action directe et destructive sur d'autres organes, ce qui suffit pour faire de ce remède l'agent le plus sûr, parce que son action est la plus spécifique qui existe.

L'action douce du Galvano-médical (dont l'influence pénétrante réside dans son action continue), sa perception instantanée, son application simple et, surtout, sa propriété d'agir exclusivement sur les parties du corps auxquelles on l'applique, sans influence nuisible sur les autres organes, toutes ces qualités constituent la combinaison la plus heureuse qu'on puisse imaginer pour la sûreté d'un remède, et en recommandent l'application dans la majorité des cas.

A ces avantages, déjà si considérables, ajoutons que le galvanisme, comme nous l'appliquons, est un remède qui offre toujours une sécurité complète, et auquel peut recourir le malade le plus pusillanime et le plus impressionnable; il n'est contraire à aucune constitution, à aucun tempéramment, et peut être administré avec autant de succès en toutes saisons, sous toutes les températures, aux personnes des deux sexes et à tous les âges.

Pendant le traitement il n'oblige pas à se confiner au logis, n'apporte aucun trouble aux occupations habituelles du malade, aucune modification à son régime hygiénique ou alimentaire, en un mot, n'impose aucun assujettissement incommode, loin de là : le grand air, l'exercice, un régime généreux viennent matériellement en aide à son action curative.

## Observations sur quelques cas de guérison.

*Première observation.*

Main d'Etienne avant le traitement galvanique.

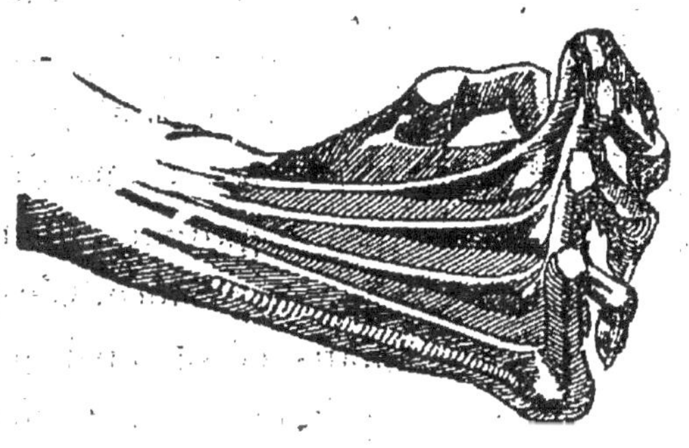

La même après les galvanisations.

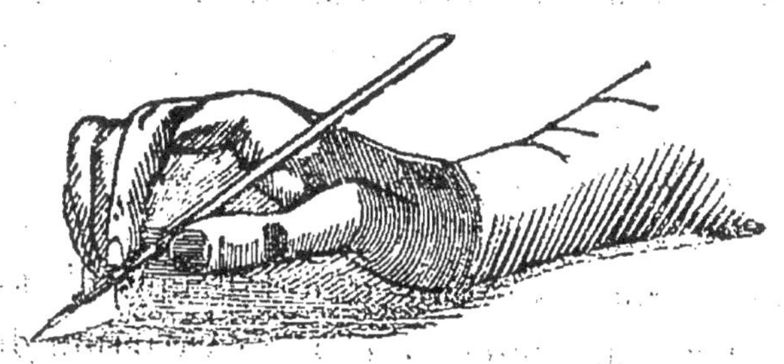

Georges Etienne, mécanicien, âgé de 35 ans, ayant eu un avant-bras broyé par une machine, séjourna trois mois à l'Hôtel-Dieu de Lyon, dont il sortit avec la main correspondante complètement atrophiée. S'étant présenté à moi dans cet état, je le soumis au traitement galvanique, sans toutefois en rien espérer; mais après une quinzaine de jours de petits mouvements partiels commencèrent à se manifester; au bout de trois mois de traitement. Georges Etienne se servait de sa main , soit pour écrire , soit pour travailler de son état.

Deuxième Observation.

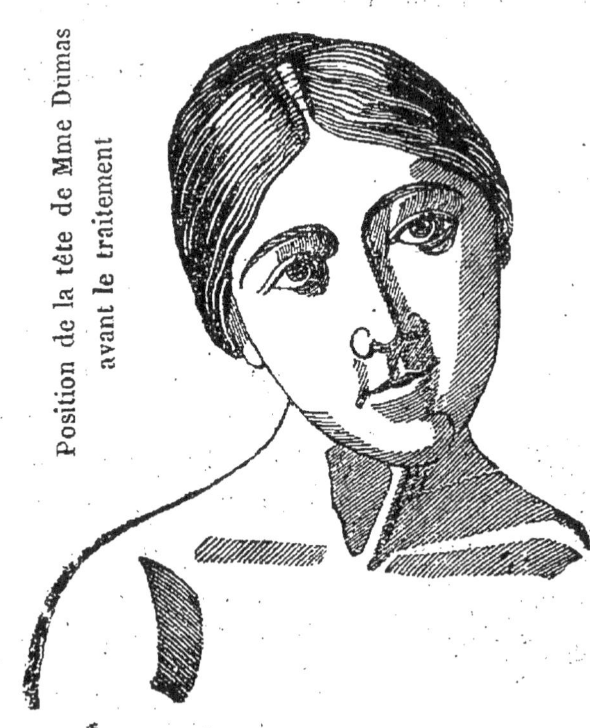


Madame Dumas, âgée de 32 ans, étant tombée sur la tête d'une hauteur de 10 mètres ne ressentit pas de malaise pendant une huitaine ; mais ensuite survinrent des douleurs violentes à la tête qui s'inclina graduellement vers l'épaule gauche et un peu en arrière. C'est dans cette position qu'elle se présenta chez moi ; je lui fis suivre un traitement galvanique, et en fort peu de temps arrivai à la délivrer de ses douleurs, et à rétablir la tête dans sa position primitive.

Troisième Observation.

M. Tardi, ex-militaire, employé dans une fabrique d'Angers , ressentait depuis très-longtemps , à chaque variation de température, des douleurs aiguës dans les doigts et le poignet.

Ces douleurs ayant cessé d'elles-mêmes, les fléchisseurs se contractèrent graduellement jusqu'à ce que les extrémités des doigts touchassent la paume de la main. Il y avait plus de six mois qu'il ne pouvait plus se servir de cette main, quand il vint me demander un appareil ; je lui indiquai la marche à suivre pour se traiter lui-même. Au bout de quelques jours l'extrémité des doigts s'écartait de la paume de la main de quelques centimètres ; après six semaines de traitement la guérison était complète.

Etat de la main du malade après quelques jours de traitement.

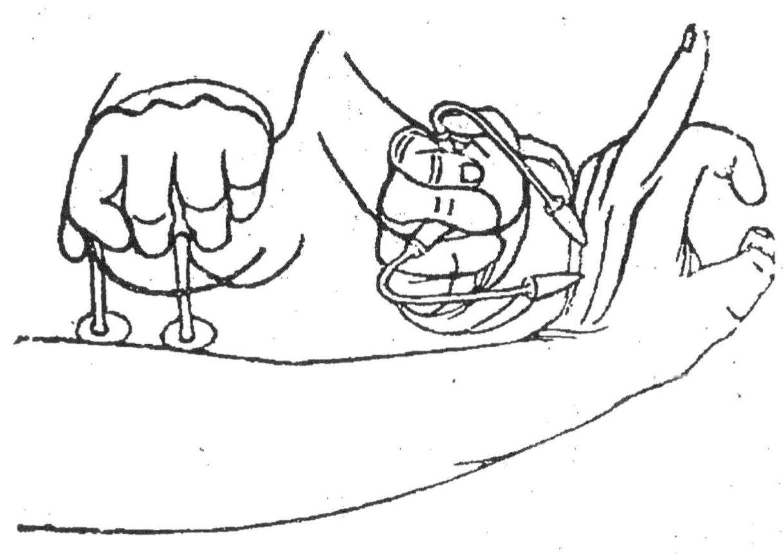

*Quatrième Observation.*

M. X..., carrossier, âgé de 63 ans, était atteint de paralysie de la moëlle épinière, avec complication de catarrhe de la vessie, suite de maladies syphilitiques. Pendant quelque temps cette affection ne suspendit pas son travail ; mais ensuite faiblissant de jour en jour il fut obligé de se mettre au lit, qu'il gardait depuis quatre mois quand il me fit demander. Je lui conseillai alors le traitement galvanique , il fit acquisition d'un de mes appareils , et deux mois après vint lui-même me remercier.

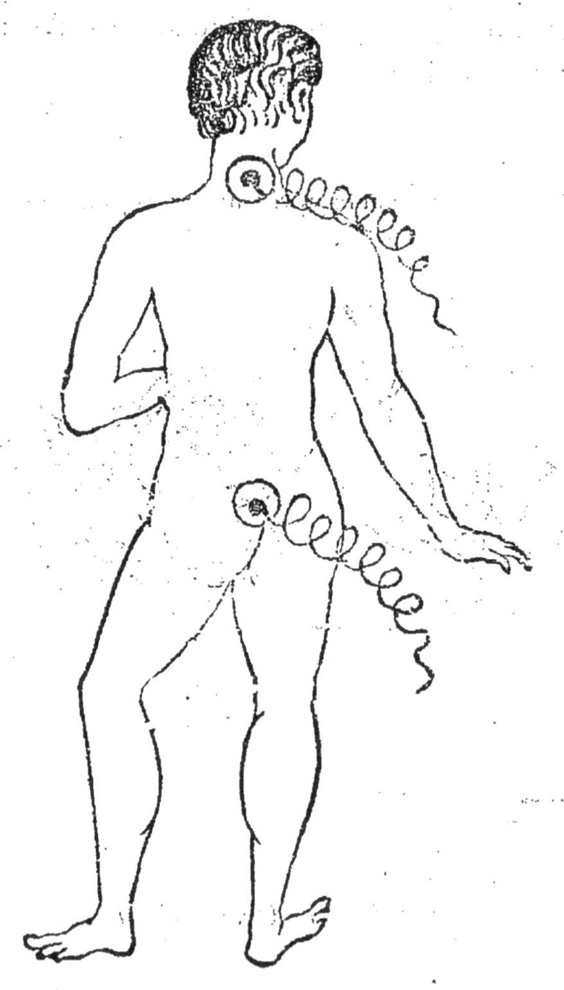

Plus de cent malades atteints de la même affection , ont été guéris à l'aide du même moyen.

### Cinquième Observation.

Mme Marchal, de Lay-St-Cristophe, près Nancy, brodeuse, âgée de 36 ans, était atteinte d'amaurose incomplète sur un œil, et complète sur l'autre. Pendant trois mois elle avait employé en vain vésicatoires, purgatifs, frictions, etc. La maladie progressait de jour en jour à tel point qu'elle ne voyait déjà plus à se conduire lorsqu'on l'amena à mon cabinet. Elle fit acquisition d'un de mes appareils, se traita elle-même, et au bout de trois semaines put venir seule me consulter. Deux mois après elle avait repris le travail de sa profession.

Je pourrais citer à Nancy vingt personnes au moins, guéries de la même maladie au moyen de mon appareil.

### Sixième Observation.

M. B..., voyageur de commerce pour Strasbourg, atteint de rhumatisme articulaire avec supersécrétion de synovie, vint me consulter à Lyon. La main droite ne pouvait plus se fermer, l'avant-bras ressentait de violentes douleurs dans toute son étendue. Je lui conseillai le galvanisme, lui fis séance tenante une application qui le soulagea beaucoup. Il emporta un de mes appareils, et, après vingt jours de traitement, fut parfaitement guéri.

# Expériences faites dans les Hôpitaux.

---

## 1° HOPITAL SAINT-JACQUES, A NANTES.

Expériences faites sur 20 idiots épileptiques : 12 complétement guéris et en état de travailler.

## 2° HOPITAL SAINTE-MARIE, A ANGERS.

Expérience faite sur 15 malades affectes de paralysies, sciatiques, douleurs rhumatismales : 11 complètement guéris.

## 3ᶜ HOSPICE DE TOURS.

Expérience faite sur la surdité : sur 15 vieillards traités, 8 guéris, 2 grandement améliorés.
Résultats plus satisfaisants encore dans plusieurs autres villes.

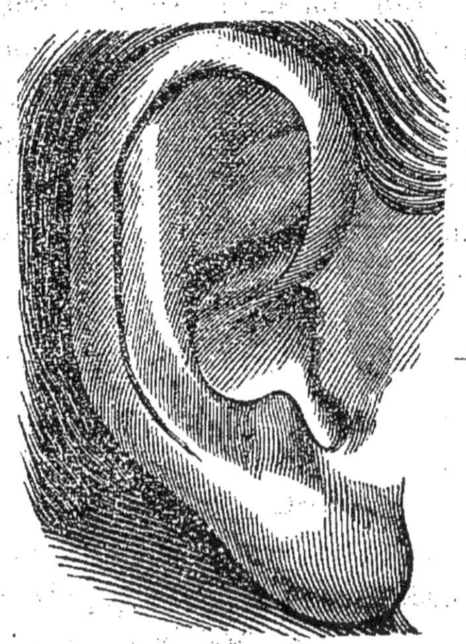

Ces résultats cités ne donnent qu'une faible idée de tout ce qu'on peut attendre de l'instrument, car il serait impossible d'énumérer les cures obtenues jusqu'à ce jour à l'aide de son emploi.

---

Voici un aperçu des genres de maladie qui peuvent se guérir au moyen de l'appareil : Maladies nerveuses de la tête, rhumatismes articulaires ou chroniques, rhumatismes goutteux, douleurs dans les épaules et dans les bras, gastralgie, maladies d'estomac, asthme nerveux, faiblesse, ou paralysie des épaules et des bras, faiblesse de la cheville du pied, faiblesse et contraction de la main et des doigts, paralysie cérébrale, paralysie avec altération de la moëlle épinière, paralysie du col de la vessie, incontinence d'urine, catarrhe dans la vessie, maladie de l'épine dorsale et du système nerveux en général, atrophie ou amaigrissement des jambes et des bras, goutte, épilepsie, folie, et idiotisme, faiblesse et débilité générale, paralysie du nerf optique, amaurose et amblyopie, surdité, déviation des membres et de l'épine dorsale, scrofules et glandes chroniques, maladies provenant du traitement mercuriel.

---

Le docteur HENRI BLANC, vient de faire confectionner un appareil pour faciliter les personnes que les occupations ou la maladie empêcheraient de se rendre auprès de lui, et celles dont les affections doivent nécessiter un grand nombre de séances. Une instruction de quelques minutes et une petite brochure permettront aux malades les moins érudits de se servir de l'appareil sans inconvénient. Mais il ne suffisait pas d'une simplification facilitant l'emploi du moyen ; il fallait encore l'établir à un prix dont la modicité permit à chacun de se le procurer. Jusqu'à ce jour le prix élevé des instruments en usage excluait des bienfaits de la science les personnes peu aisées : le nouvel instrument est si peu dispendieux , que, sans aucun doute, chaque personne atteinte de l'une des affections ci-dessus n'hésitera pas à en faire l'acquisition.

---

La brochure explicative jointe à l'appareil précise la manière de le faire fonctionner , et ses différents modes d'emploi selon la spécialité des cas.

Voulant accorder encore une facilité de plus , le docteur H. Blanc vendra ou louera son instrument , avec lequel les malades pourront se traiter eux-mêmes.

---

Nimes. — Typ. CLAVEL-BALLIVET,
place du Marché , 8.

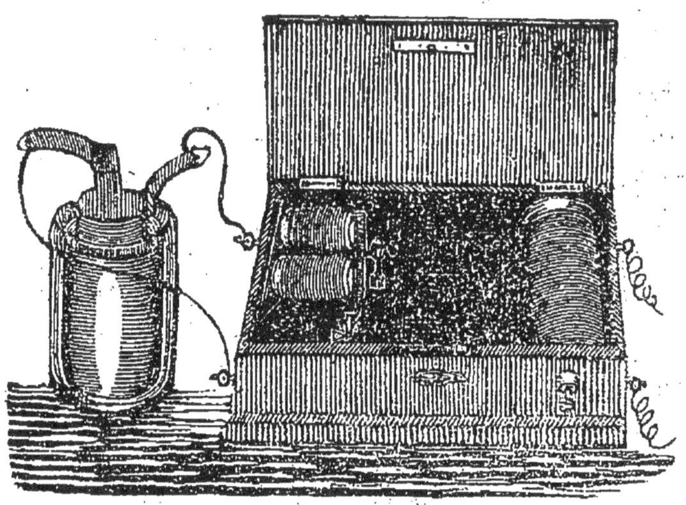

Figure de l'Appareil.

www.ingramcontent.com/pod-product-compliance
Lightning Source LLC
LaVergne TN
LVHW010116060726
842524LV00006B/2555